# BEI GRIN MACHT SICH IHR WISSEN BEZAHLT

AF 136891

- Wir veröffentlichen Ihre Hausarbeit,
  Bachelor- und Masterarbeit

- Ihr eigenes eBook und Buch -
  weltweit in allen wichtigen Shops

- Verdienen Sie an jedem Verkauf

## Jetzt bei www.GRIN.com hochladen und kostenlos publizieren

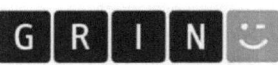

**Bibliografische Information der Deutschen Nationalbibliothek:**

Die Deutsche Bibliothek verzeichnet diese Publikation in der Deutschen National-
bibliografie; detaillierte bibliografische Daten sind im Internet über http://dnb.d-
nb.de/ abrufbar.

**Impressum:**

Copyright © 2020 GRIN Verlag
Druck und Bindung: Books on Demand GmbH, Norderstedt Germany
ISBN: 9783346191052

**Dieses Buch bei GRIN:**

https://www.grin.com/document/591385

Timo Jensen

# Lehren aus der COVID-19 Pandemie für zukünftige Pandemien

## Unter besonderer Berücksichtigung der Verbreitungswege, der medizinischen und wirtschaftlichen Konsequenzen

GRIN Verlag

## GRIN - Your knowledge has value

## Besuchen Sie uns im Internet:

Hochschule Fresenius

Fachbereich onlineplus

Studiengang: B.A. Management im Gesundheitswesen

Hausarbeit

**Lehren aus der Covid 19 Pandemie für künftig zu erwartende Pandemien unter besonderer Berücksichtigung der Verbreitungswege, der medizinischen und wirtschaftlichen Konsequenzen**

Timo Jensen

Grundlagen der Medizin II

Abgabedatum: 10.04.2020

# Inhaltsverzeichnis

# Abbildungsverzeichnis

# Abkürzungsverzeichnis

| BIP | Brutto Inlandsprodukt |
|---|---|
| COVID-19 | Coronavirus Disease 2019 |
| CT | Computer Tomographie |
| DNA | Desoxyribonukleinsäure |
| GDP | Gross Domestic Product (engl. BIP) |
| MERS | Middle East Respiratory Syndrom |
| MERS-CoV | Middle East Respiratory Syndrom Coronavirus |
| RKI | Robert-Koch-Institut |
| RNA | Ribonukleinsäure |
| PCR | Polymerase Chain Reaction (Polymerase Kettenreaktion) |
| WHO | World Health Organization (Weltgesundheitsorganisation) |
| SARS | Schweres akutes respiratorisches Syndrom |
| SARS-CoV | SARS-assoziiertes Coronavirus |

# 1 Einleitung

COVID-19 hält die Welt in Atem. Die durch SARS-CoV-2 ausgelöste Lungenkrankheit wurde erstmals im Dezember 2019 in Wuhan, China entdeckt und breitete sich von dort weltweit aus. Im April 2020 sind bereits über 1 Mio. Menschen weltweit infiziert. Die Pandemie stellt alle Länder vor große medizinische-, wirtschaftliche- und politische Herausforderungen. Die Bekämpfung der Krankheit ist mit immenser Restriktion sowohl im öffentlichen Leben als auch in der Wirtschaft verbunden.

Diese Hausarbeit wird sich mithilfe einer selektiven Literaturrecherche mit den Konsequenzen der COVID-19 Pandemie auseinandersetzten. Dabei wird betrachtet, welche Lehren aus der COVID-19 Pandemie für nachfolgende Pandemien gezogen werden können. Dies betrifft die Medizin, wie auch die Verbreitungswege und die Wirtschaft.

Im ersten Kapitel werden generelle Grundlagen dargestellt. Im zweiten Kapitel wird auf SARS-CoV und MERS-CoV eingegangen, um einen Überblick über bisherige, durch Coronaviren ausgelöste Erkrankungen, zu erhalten. COVID-19 wird unter SARS-CoV-2 näher behandelt, mit besonderem Augenmerk auf die Epidemiologie, Risikofaktoren, Symptome, Interventionsmaßnahmen in Deutschland und Verbreitungswege. Das letzte Kapitel stellt etwaige Lehren, die aus der jetzigen Pandemie gezogen werden können, dar.

# 2 Grundlagen

## 2.1 Infektionskrankheiten

Infektionskrankheiten sind durch lebende Krankheitserreger oder deren Gifte hervorgerufene Erkrankungen. Diese können durch Bakterien, Pilze, Rickettsien, Protozoen, Spirochäten oder Viren ausgelöst werden. Voraussetzung ist die Übertragung auf den menschlichen Organismus. Infektionskrankheiten werden auch als übertragbare Krankheiten bezeichnet. Sie können durch direkten Kontakt, Ausscheidungen des Kranken oder durch vom Kranken genutzte Gegenstände leicht auf andere Personen übertragen werden. Eintrittspforten für Krankheitserreger sind natürliche Körperöffnungen wie Mund, Nase, After, Harnröhre, Scheide, sowie Wunden an Haut und Schleimhäuten. Dabei wird zwischen endogenen Infektionen, bei denen der Erreger aus der körpereigenen Flora des Erkrankten stammt, und der exogenen Infektion, bei der der Erreger aus der Umgebung stammt, unterschieden. Die Inkubationszeit einer Krankheit beginnt mit dem Eindringen der Erreger und endet mit dem Auftreten der Krankheitserscheinungen. Die Behandlung von Infektionskrankheiten geschieht in der Regel mit Medikamenten, welche die jeweiligen Erreger abtöten und eine Vermehrung von Viren im Körper verhindern sollen (Infektionskrankheiten | Medizin-Lexikon 2020).

Verschiedene Fachdisziplinen haben die Aspekte Mikroorganismen, Makroorganismen und Kontakte erforscht und sich dabei voneinander abgegrenzt. Im Laborbereich beschäftigt sich die medizinische Mikrobiologie mit den Mikroorganismen, die Immunologie mit den Makroorganismen. Die Hygiene untersucht die Kontaktmuster zwischen Erreger und Wirt mit dem Ziel, Methoden zu entwickeln, die eine Übertragung des Erregers auf den Wirt verhindern.

Die Diagnose einer Infektionskrankheit berücksichtigt sowohl die Pathogenität und Virulenz des Erregers als auch die individuelle Empfänglichkeit des Wirtes. Sie besteht daher aus drei Elementen: dem ursächlichen Erreger, dem infizierten Organ, der Grundkrankheit oder einer speziellen Expositionsanamnese. Alle drei Elemente müssen schlüssig zusammenpassen. Aus Kenntnis von zwei Elementen kann man auf das dritte zurückschließen. Infektionskrankheiten haben Besonderheiten, welche auf keine andere Krankheitsgruppe zutreffen. Ein Mensch kann eine Krankheitsquelle für andere Menschen sein, ohne notwendigerweise selbst krank zu sein (asymptomatisch). Ein Patient kann dauerhaft oder vorübergehend vor einer Krankheit geschützt sein (immun). Der Schutz vor Krankheit eines einzelnen kann dadurch bedingt sein, dass die Mehrzahl der Individuen einer Gruppe immun ist (Herdenimmunität). Die Lebensweise oder einzelne Handlungen sind oft direkt verbunden mit einem Infektionsrisiko, und eine einfache Änderung des Verhaltens ist oft eine wirksame Maßnahme zur Prävention (Schmitt et al. 2001).

## 2.2 Epidemie

Eine Epidemie wird als Erkrankungswelle, auch epidemisches Geschehen, bezeichnet. Im Vergleich zur Ausgangssituation treten bestimmte Erkrankungsfälle mit einheitlicher Ursache vermehrt auf, der Prozess ist zeitlich und räumlich begrenzt. Der Begriff wird oft auf Infektionskrankheiten bezogen. Eine Erkrankung von vielen Menschen wird als extensiv-, eine schwere Erkrankung von vielen Menschen als intensiv bezeichnet (Kiehl 2015).

## 2.3 Pandemie

Eine Pandemie ist eine neue, aber als zeitlich begrenzt in Erscheinung tretende, weltweit starke Ausbreitung einer Infektionskrankheit mit hohen Erkrankungszahlen, in der Regel auch mit schweren Krankheitsverläufen. Bei einer fortgesetzten Mensch-zu-Mensch-Übertragung kann die WHO eine weltweite Pandemie deklarieren (Kiehl 2015).

## 2.4 Viren

Infektionskrankheiten, welche durch Viren ausgelöst werden, haben das Merkmal, dass die verursachenden Erreger entsprechende menschliche Zellen befallen und diese nutzen, um sich zu vermehren. Im Vergleich zu Bakterien oder Parasiten, sind Viren keine Lebewesen. Viren haben ihre Erbinformation als DNA (Desoxyribonukleinsäure) oder RNA (Ribonukleinsäure). Die DNA kann durch verschiedene Enzyme direkt in die menschliche DNA integriert werden, während bei RNA Viren diese erst in DNA umgebaut werden muss. Sobald die Erbinformation des Virus in die menschliche Zelle integriert ist, werden entsprechend neue Virenproteine hergestellt. Das Erbgut wird über Rezeptoren in die entsprechenden Zellen geschleust und dann in die DNA der Zelle integriert. Dadurch werden die menschlichen Zellen gezwungen, die entsprechenden Proteine, welche im Erbgut der Viren vorhanden sind, zu produzieren. Aus den einzelnen Proteinen werden wiederum neue Viren produziert, welche neue Zellen befallen (Doerfler 2002).

# 3 Coronavirus Erkrankungen

Seit 2002 sind in einer Zeitspanne von 17 Jahren, zwei Epidemien von schweren akuten respiratorischen Syndromen (SARS), in China entsprungen. Die erste Epidemie brach Ende 2002 aus, die zweite Epidemie Ende 2019. Beide Auslöser dieser Epidemien gehen auf neue Arten von Coronaviren zurück, nämlich SARS-CoV und SARS-CoV-2. Beide Viren benutzen denselben Zellrezeptor (ACE2), um in den menschlichen Körper einzudringen.

Beide Epidemien entstanden in einer kalten, trockenen Wintersaison, in denen große Feiertage anstanden und in Regionen, in denen es normal ist, Wildtiere zu verspeisen (Sun et al. 2020). Im folgenden Kapitel werden die Erreger und die Krankheit von SARS-CoV, MERS-CoV, und SARS-CoV-2 betrachtet.

## 3.1 SARS-CoV (2002/2003)

Das Schwere Akute Respiratorische Syndrom (SARS), trat erstmals im November 2002 in der chinesischen Provinz Guangdong auf. Die WHO sprach am 12.03.2003 eine Pandemiewarnung aus (WHO 2003a). Der Erreger war ein bis dato unbekanntes Coronavirus, welches als SARS-assoziiertes Coronavirus (SARS-CoV) bezeichnet wird. Das Virus gehört der Gruppe der Nidoviren an und ist ein behülltes Einzel(+)-Strang-RNA-Virus (Drosten et al. 2003).

Zu den Symptomen gehören plötzlich auftretendes, schnell steigendes Fieber, Halsentzündung mit Husten und Heiserkeit, Atemnot, Muskelschmerzen, Kopfschmerzen und Pneumonien (Xing-Yi Ge et al. 2013).

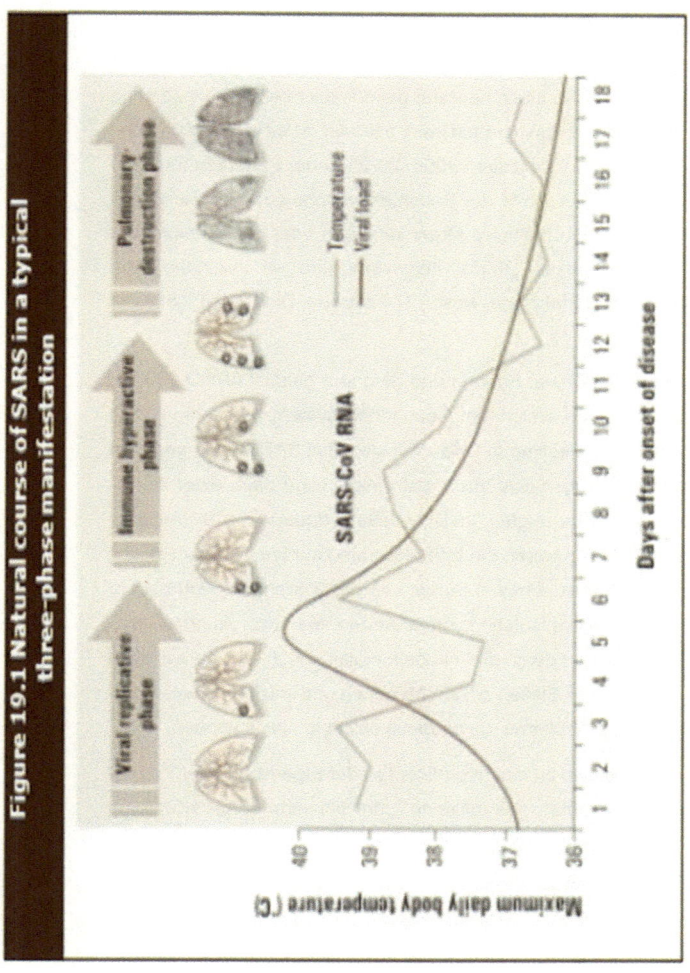

*Abbildung 1 Entwicklung der SARS Manifestation in 3 Phasen (WHO 2006, S.176)*

Die Übertragung des Erregers, kann über eine Schmier-, Tröpfchen- oder Kontaktinfektion erfolgen. Die Inkubationszeit beträgt zwischen 2 und 10 Tagen, bei einem Durchschnitt von 6,4 Tagen. Die durchschnittliche Dauer vom Beginn der Symptome bis zur Krankenhausaufnahme beträgt zwischen 3 und 5 Tagen (Booth et al. 2003).

In Abbildung 1 wird die klinische Manifestation des SARS-CoV dargestellt. Diese erfolgt in drei Phasen. Phase 1 hält gewöhnlich für eine Woche an, in dieser Zeit ist eine exponentielle Entwicklung der Viruslast durch die hohe Steigung zu beobachten. Bei einem CT, wird eine langsam voranschreitende Lungenschädigung sichtbar. In Phase 2 sinkt die Temperatur von hohem Fieber auf erhöhte Temperatur ab, fortschreitende Pneumonien können hier nachgewiesen werden. In dieser Phase kommt es zu einem Abfall der Viruslast. Die dritte Phase ist durch Normaltemperatur gekennzeichnet, die Schädigung der Lunge liegt noch vor oder kann fortgeschritten sein, mitunter ist eine Beatmung des Patienten notwendig (World Health Organization 2006).20-25 % der Patienten mussten intensivmedizinisch behandelt werden. 25 % der Patienten, welche auf der Intensivstation behandelt wurden, starben durch multiples Organversagen oder durch sekundäre nosokomiale Infektionen (Leung et al. 2003). Insgesamt gab es zwischen dem 01.11.2002 und 31.07.2003 ca. 8096 Infizierte, wovon 774 starben. Dies entspricht einer Letalitätsrate von 9,6 %.

Die meisten Infektionen wurden in China, Kanada und Singapur gezählt (WHO 2003b). 21 % der Infizierten waren Personen, welche im Gesundheitssystem arbeiteten (WHO 2003b). Die Epidemie konnte durch bestimmte Charakteristika des SARS-CoV, gestoppt werden. Infizierte Personen übertrugen das Virus erst einige Tage nach einer Ansteckung, nachdem sie selbst Symptome zeigten. Im Durchschnitt dauerte die Inkubationszeit fünf Tage. Am höchsten infektiös waren die Infizierten am zehnten Tag der Erkrankung. In diesem Zustand sind bereits schwere Symptome der Erkrankung vorhanden. Dadurch gelang es durch eine effektive Isolation von Infizierten, die Ausbreitung weitestgehend zu verhindern. Zudem war es durch die Inkubationszeit von 2 – 10 Tagen möglich, die Infektionsketten an mehreren Stellen zu durchbrechen und infizierte Kontaktpersonen ausfindig zu machen und zu isolieren, bevor diese selbst infektiös wurden.

Das Eindämmen einer Pandemie wird zu einem großen Teil der Eigenschaft der Erkrankung zugesprochen, dass asymptomatische Infizierte, oder Infizierte ohne Symptome nicht ansteckend waren. In diesem Fall wäre ein Kontrolle der Infektionsketten unmöglich gewesen (World Health Organization 2006).

## 3.2 MERS-CoV (2012)

Im April 2012 wurde das Middle East Respiratory Syndrom Coronavirus (MERS-CoV) erstmals bei einem Patienten in Jeddah, Saudi-Arabien identifiziert. Das Virus gehört der Familie der Coronaviridae, der Gattung Betacoronavirus an. Es hat ein Plusstrang-behülltes RNA Genom. Das Virus wird von Dromedaren als Zwischenwirt auf den Menschen übertragen. Eine Mensch zu Mensch Übertragung ist möglich. Die Inkubationszeit beträgt 1 – 2 Wochen. Symptome umfassen grippeähnliche Symptome und ähneln denen von SARS, bei dem Magen-Darm-Beschwerden und in schweren Fällen auch Pneumonien auftreten können, häufig waren Fieber > 38 °C, Schüttelfrost, Husten und Atemnot. Mögliche Komplikationen sind ein akutes Atemnotsyndrom oder Nierenversagen. Bei 36 % der gemeldeten Fällen, verlief die Krankheit tödlich. Meist waren dies Patienten mit chronischen Vorerkrankungen oder einem geschwächten Immunsystem. Die besondere Schwere der Erkrankung erforderte bei Einlieferung in ein Krankenhaus eine Verlegung auf die Intensivstation innerhalb von 4 Tagen. Bei Patienten in intensiv-medizinischer Behandlung musste eine Beatmung durchschnittlich nach 7 Tagen eingeleitet werden. Bei tödlichem Krankheitsverlauf trat der Tod im Durchschnitt innerhalb von 11,5 Tagen ein (Stöcker 2018; Assiri et al. 2013; Zumla et al. 2015). Vom Jahr 2012 bis 2015 sind 1.392 Infizierte und 538 Tote bestätigt (ECDC 2015).

Als Präventionsmaßnahmen vor einer Ansteckung, wird durch die WHO empfohlen, bei einem Besuch einer Farm, eines Marktes oder anderen Plätzen mit Kamelen bestimmte Hygienevorschriften einzuhalten. Dazu zählen: reguläres Händewaschen nach Kontakt mit Kamelen, Vermeiden des Berührens der Augen, Mund oder Nase, sowie die Vermeidung des Kontakts mit kranken Tieren. Des Weiteren wird das Tragen von Schutzkleidung und Handschuhen beim Arbeiten mit Tieren empfohlen. Der Konsum von rohen oder nicht vollständig gegarten tierischen Produkten, inklusive Milch und Fleisch, trägt ein hohes Risiko einer Infektion verschiedener Organismen, welche Krankheiten beim Menschen auslösen können, mit sich. Bei dem Verzehr von vorschriftsmäßig zubereiteten Speisen muss aufgrund der Gefahr einer Kreuzkontamination mit ungekochten Speisen, geachtet werden (WHO 2014).

## 3.3 SARS-CoV-2 (2019)

Bei SARS-CoV-2 handelt es sich um ein Betacoronavirus aus der Virusfamilie Corona-viridae. Diese Viren verursachen bei Wirbel- & Säugetieren, Fischen und Vögeln unter-schiedliche Erkrankungen. Coronaviren sind in ihrer Art genetisch hochvariabel und kön-nen durch eine Überwindung der Artenbarriere auch mehrere Wirtsspezies befallen. CO-VID-19 (Corona Virus Disease 2019) ist eine hoch ansteckende und leicht übertragbare virale Infektion, ausgelöst durch das Severe Acute Respiratory Syndrom Coronavirus 2 (SARS-CoV-2). Das Virusgenom besteht aus einzelsträngiger RNA (ssRNA).

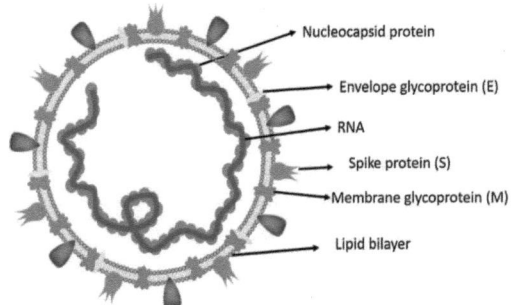

Abbildung 2 stellt die Form des SARS-Coronavirus-2 dar. Die kronenartigen Spitzen an der Außenhülle ver-liehen dem Virus sei-nen Namen.

*Abbildung 2 Struktur von SARS-CoV-2 (Adnan Shereen et. al, S. 3)*

Phylogenetische Analysen legen nahe, dass das SARS-CoV-2 eine Ähnlichkeit mit zwei von Fledermäusen abgeleiteten SARS ähnlichen Coronaviren, bat-SL-CoVZC45 zu 88 % und bat-SL-CoVZXC21 zu 89 %, hat. Die bei den Menschen bekannten, vorange-gangen Infektionskrankheiten SARS-CoV und das Middle East Respiratory Syndrom coronavirus (MERS-CoV), haben hingegen eine Ähnlichkeit von 79 %, bzw. 50 % mit SARS-CoV-2 (Adnan Shereen et al. 2020).

Im Dezember 2019 wurden mehrere Fälle von Pneumonien unbekannter Herkunft in Wuhan, Provinz Hubei, China, gemeldet und mit dem Wuhan Seafood Wholesale Mar-ket, in Verbindung gebracht.

### 3.3.1 Übertragungsweg

Es wird angenommen, dass sich das Virus über eine Mensch-zu-Mensch Übertragung durch respiratorische Tröpfchen verbreitet (Robert Koch-Institut (RKI) 2020). Infektiöse Virenpartikel können in der Luft 2,74 Stunden ansteckend bleiben. Weitere Infektions-wege können durch das Berühren von kontaminierten Flächen entstehen. So vergehen bei SARS-CoV-2 Kontamination auf Oberflächen wie Kupfer 0,774 Stunden, auf Pappe

3,46 Stunden, auf Stahl 5,63 Stunden, auf Plastik 6,81 Stunden, bis die Hälfte der Viren verschwunden sind. Somit ist eine Verbreitung durch engen Kontakt („face to face"), sowie über das Berühren von kontaminierten Oberflächen möglich (van Doremalen et al. 2020).

Bei Tests der Virenkonzentration in diversen Körperflüssigkeiten enthielten 93 % der Proben von Flüssigkeiten einer Bronchiallavage Viren. Bei Sputum waren dies 72 %, Nasenabstrich 63 %, bronchoskopische Bürstenbiopsie 46 %, Rachenabstrich 32 %, Stuhlproben 29 %, Urinproben 1 % (Wang et al. 2020).

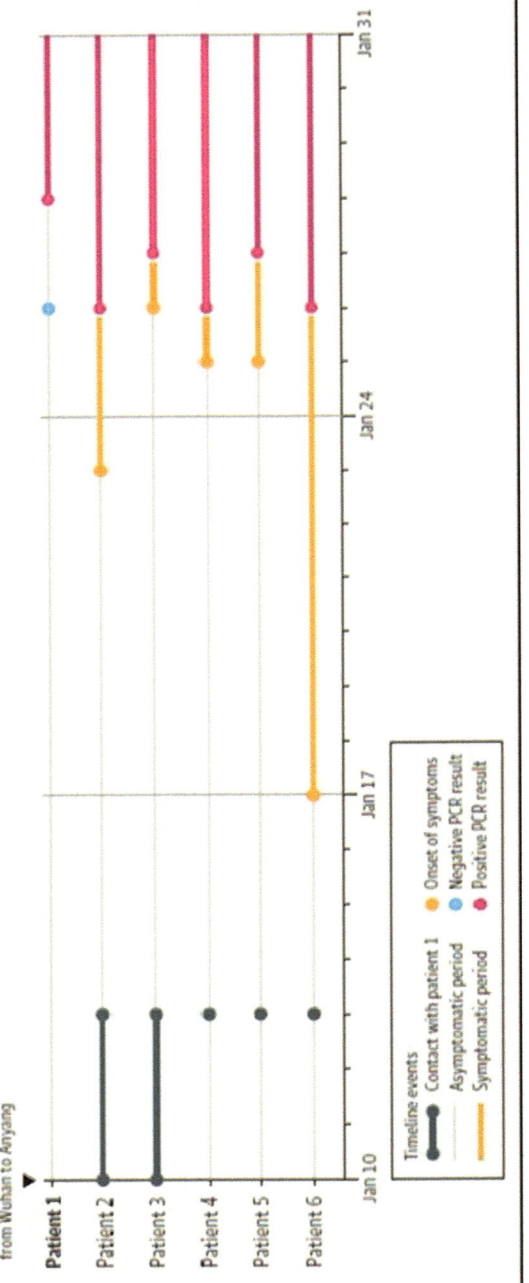

Abbildung 3 Zeitachse der Exposition eines Asymptomatischen Familienmitgliedes ( Yan et. al 2020, S. 1)

Bei SARS-CoV-2 besteht die Gefahr einer Infektion durch asymptomatisch infizierte Personen. Eine 20-jährige Infizierte, ohne Symptome, aus Wuhan, reiste nach Anyang, China und hatte sozialen Kontakt mit fünf Familienmitgliedern. Alle fünf Familienmitgliedern entwickelten daraufhin selbst Symptome von COVID-19.

Abbildung 3 stellt eine Zeitachse der Exposition eines asymptomatischen Familienmitgliedes zu fünf anderen Familienmitgliedern dar. Als Patient 1 ist die 20-jährige Infizierte symptomfrei, mit negativen PCR Test (Polymerase Ketten Reaktion zur Bestimmung von COVID-19). Bereits vier Tage nach Exposition entwickelt Patient 6 Symptome, auch Patienten 2 – 5 entwickelten nach bis zu 14 bis 17 Tagen Symptome und erhielten einen positiven COVID-19 Test. Patient 1 erhielt nach einem zuerst negativen Test, einen positiven Test (Yan Bai et al. 2020).

### 3.3.2 Symptome

Eine Infektion mit SARS-CoV-2 zeigt variable klinische Symptome bei Patienten. Dies kann von asymptomatischen Patienten, zu milden Symptomen bis zu einem fatalen Ausgang führen. Die häufigsten Symptome sind erhöhte Temperatur > 95 %, vornehmlich trockener Husten 75 %, Schwäche 40 – 70 %, Sputum Bildung 20 – 25 %, Myalgien 10 – 35 %, Kopfschmerzen / Benommenheit 10 %, trockener Hals 10 %, sowie Magen-Darm-Beschwerden 5 – 10 % (D. Thomas-Rüddel et al. 2020).

80 % der bestätigten Fälle in China zeigten die oben aufgeführten Symptome, manchmal kombiniert mit einer leichten Pneumonie und leichter Atemnot. Ca. 15-20 % der Patienten entwickelte eine schwere Pneumonie mit Atemnot, Tachypnoe und gestörten Gasaustausch der Lunge. Bei 5 % der Patienten nimmt die Erkrankung einen schweren Verlauf, diese müssen intensiv-medizinisch behandelt werden. Hierbei kann eine schwere Lungenfunktionsstörung auftreten, mit der Notwendigkeit der Beatmung des

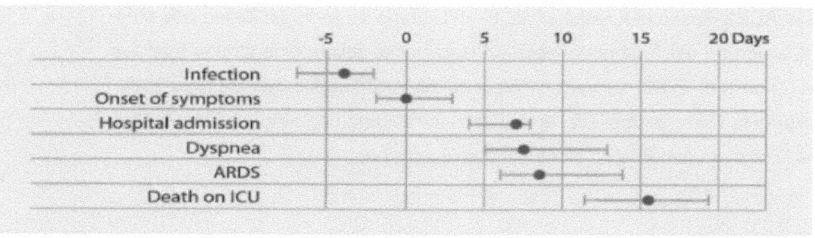

*Abbildung 4 Median chronologischer Verlauf der Symptome (Thomas-Rüddel et. al 2020, S. 3)*

Patienten, zudem kann ein Schock und extrapulmonares Organversagen auftreten (Wu und McGoogan 2020).

Die Inkubationszeit von der Exposition bis zur Entwicklung von Symptomen beträgt im Durchschnitt 4 Tage, wobei auch längere Inkubationszeiten seitens des RKI von 14 bis 24 Tagen angegeben werden. Als Median vom Einsetzen von Symptomen bis zu einer Behandlung auf einer medizinischen Intensivstation, werden 10 Tage angegeben, von der Exposition bis Aufnahme beträgt dies 14 Tage, in Abbildung 4 ist der chronologische Verlauf des Median von Symptomen noch einmal grafisch dargestellt (D. Thomas-Rüddel et al. 2020).

### 3.3.3 Risikofaktoren

Die Schwere im Verlauf der Infektion hängt mit diversen Risikofaktoren, wie Vorerkrankungen, maßgeblich zusammen. Bei der Untersuchung von 191 Fällen aus zwei chinesischen Krankenhäusern, in einem Alter von 18 bis 87 Jahren, mit einem Alter von median 56,0 Jahren, verstarben 54 der 191 Patienten. Der Tod trat median am 18. Tag der Klinikbehandlung ein, nachdem die Patienten 14,5 Tage mechanisch beatmet wurden. Bei den 54 Verstorbenen Patienten kam es zu einer Sepsis (100 % zu 42 % der Überlebenden), 53 erlitten einen Atemstillstand (98 % zu 36 %), 50 ein akutes Lungenversagen (93% zu 7 %), 28 eine Herzinsuffizienz (52 % zu 12 %) und 38 Patienten einen septischen Schock (70 % zu 0 %). Die wichtigsten Risikofaktoren für einen fatalen Ausgang waren ein erhöhtes Alter, ein erhöhter SOFA- Score und eine D-Dimer-Konzentration (erhöhter Wert weist auf eine Störung der Blutgerinnung mit einer erhöhten Thromboseneigung hin). Verstorbene Patienten wiesen häufiger Begleiterkrankungen auf, darunter Bluthochdruck ( 48 % vs. 23 % der Überlebenden), Diabetes mellitus ( 31 % vs. 14 %), eine koronare Herzkrankheit ( 24 % vs. 1 %) und eine chronisch obstruktive Lungenerkrankung ( 7 % vs. 1 %). Erhöhte Troponin Werte im Verlauf der Erkrankung wiesen des Weiteren auf eine Schädigung des Herzmuskels hin. Es wird vermutet, dass aufgrund des ACE2-Rezeptors, welcher als Eintritt für die Viren in die Zellen des Menschen dient, aufgrund des Vorhandensein auf Herzmuskelzellen, eine direkte Infektion denkbar sei (Zhou et al. 2020). Es tragen Personen mit Vorerkrankungen wie Herz-Kreislauf-Erkrankungen, Diabetes mellitus, einer Krebserkrankung und einem höheren Alter, das erhöhte Risiko, an den Folgen einer Infektion zu sterben.

### 3.3.4 Epidemiologie

Im Dezember 2019 wurde eine Gruppe von Menschen mit Pneumonien von unbekannter Herkunft, in Verbindung mit dem Besuch eines Fischmarktes in Wuhan, China gebracht (Hongzhou Lu et al. 2020).

Am 07.01.2020 konnte das Genom entschlüsselt werden, COVID-19 war entdeckt. Am 06.04.2020, sind 1.286.409 Menschen in 183 Ländern infiziert, 69.789 Menschen sind in Folge der Erkrankung gestorben. Auf Deutschland fallen davon 101.132 Infizierte und 1.584 Tote. In Europa ist besonders Spanien mit 131.646 Infizierten, Italien mit 128.948

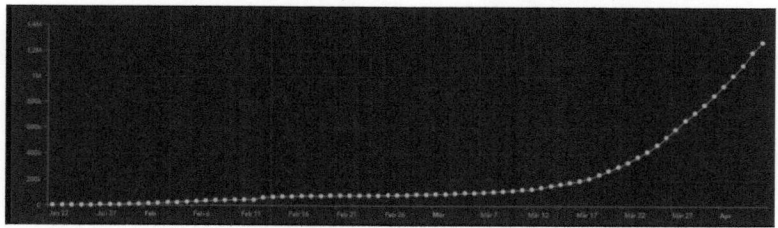

*Abbildung 5 Verlaufskurve der weltweiten SARS-CoV-2 Infektionen (Johns Hopkins University & Medicine 2020 )*

Infizierten und Frankreich mit 93.780 Infizierten stark betroffen. Die meisten Infektionen entfallen auf die USA mit 337.646 (Stand 06.04.2020) (Johns Hopkins University & Medicine 2020). Der Infektionsrate wird ein exponentielles Wachstum zugesprochen. Dieses Wachstum lässt sich in der Verlaufskurve in Abbildung 5 ablesen. Ist die Kurve über einen längeren Zeitraum zunächst noch recht flach, ist ab dem 14.03.2020 eine hohe Steigung zu erkennen. Dies deutet auf eine hohe Anzahl von Infektionen in einem kurzen Zeitraum von wenigen Tagen hin. Die Reproduktionsrate (R0) liegt zwischen 2,24 und 3,58 (Lai et al. 2020).Die epidemische Verdopplungszeit betrug in der Zeit von 31.12.2019 bis 28.01.2020 6,4 Tage (Wu et al. 2020). Die Inkubationszweit schwankt zwischen 2,1 bis 11,1 Tagen, mit zusätzlicher Gefahr der asymptomatischen Übertragung durch Infizierte (Backer et al. 2020). Am 30.01.2020 sprach die Weltgesundheitsorganisation (WHO) die sechste globale Gesundheitsnotlage aus.

### 3.3.5 Interventionsmaßnahmen in Deutschland

3.3.5.1 Verbreitungsweg

Aufgrund der schnellen Ausbreitung von COVID-19 , werden verschiedene Instrumente genutzt, um das Ziel „flatten the curve" zu erreichen (Flatten the curve 2020).Darunter wird verstanden, dass die in Abbildung 6 dargestellte Verlaufskurve, welche ein exponentielles Wachstum vorweist, abgeflacht werden soll.

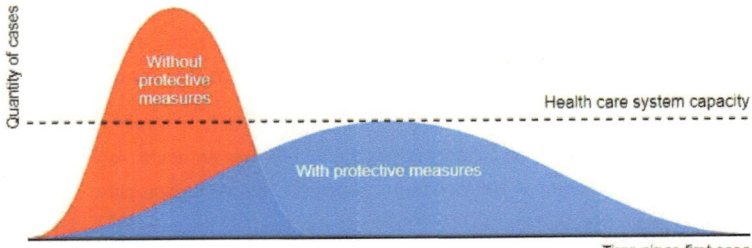

*Abbildung 6 Flatten the curve, symbolisch (Flatten the curve 2020)*

Die allgemeine Darstellung in Abbildung 6 zeigt, dass die Quantität der Fälle ohne Schutzmaßnahmen (rot), die Kapazitäten des Gesundheitssystems schnell übersteigt. Nur mit den entsprechenden Schutzmaßnahmen, ist es möglich, die Ansteckungsrate so weit zu strecken, dass die Gesundheitssysteme innerhalb ihrer Kapazitäten arbeiten können und somit die medizinische Versorgung der Bevölkerung sichergestellt ist (blau). Um diese Zahl zu erreichen, werden diverse Instrumente genutzt, welche in den nächsten Unterkapiteln vorgestellt werden.

### 3.3.5.2 Quarantänemaßnahmen

Unter Quarantäne wird eine zum Schutz der Gesellschaft von ansteckenden Krankheiten befristete Isolation von Lebewesen, die verdächtig sind, an bestimmten Infektionskrankheiten erkrankt oder Überträger zu sein, verstanden. Die Zeitdauer der Quarantäne richtet sich nach der Inkubationszeit der vermuteten Krankheit. Die Quarantäne ist eine sehr aufwendige, wenngleich auch effektive seuchenhygienische Maßnahme, die insbesondere bei hochansteckenden Krankheiten mit hoher Sterblichkeit angewendet werden muss (Gerabek et al. 2005).

Die gesetzlichen Bestimmungen von Quarantänemaßnahmen sind in Deutschland im Infektionsschutzgesetz § 30 (IfSG) definiert und werden gem. § 30 Abs. 1 IfSG behördlich angeordnet (Bundesministerium der Justiz für Verbraucherschutz 28.03.2020). Schon in der Bekämpfung der SARS-CoV Epidemie in den Jahren 2002 / 2003 zeigte sich, dass Quarantänemaßnahmen ein effektives Instrument sind, um Infektionskrankheiten einzudämmen (Mandavilli 2003).

### 3.3.5.3 Social Distancing

Aufgrund des nicht Vorhandensein von pharmazeutischen Interventionen, besteht die Strategie in der Eindämmung von COVID-19 Infektionen darin, Infizierte zu ermitteln und den Kontakt zwischen Infizierten und anfälligen Personen zu verhindern. Social distancing ist demnach ein Aspekt im menschlichen Verhalten, welcher für die Epidemiologie, aufgrund der Universalität, wichtig ist. Es ist für jeden Menschen möglich, durch Verhaltensänderungen, den sozialen Kontakt mit anderen Menschen zu reduzieren. Gehäufter sozialer Kontakt steht in Korrelation mit der höheren Gefahr einer Ansteckung. Die Reduzierung von sozialen Kontakt kann demnach die Gefahr einer Ansteckung abmildern (Reluga 2010).

China setzte strikte Maßnahmen in Wuhan um, indem konsequent Schulen, Arbeitsstätten, Straßen und Transitsysteme geschlossen wurden, öffentliche Versammlungen verboten, sowie eine verpflichtende Quarantäne auch für nicht infizierte Personen, ohne Kontakt zu bekannten SARS-CoV-2 Infizierten, eingeführt wurde (Lewnard und Lo 2020).

Auch in Deutschland wurden Maßnahmen ergriffen. Diese umfassen, dass Kontakte zu anderen Menschen außerhalb der Angehörigen des eigenen Haushalts auf ein absolut nötiges Minimum zu reduzieren sind. Zudem ist in der Öffentlichkeit ein Sicherheitsabstand zu Personen von mindestens 1,5 m einzuhalten. Der Aufenthalt im öffentlichen Raum ist nur allein, mit einer weiteren nicht im Haushalt lebenden Person oder im Kreis der Angehörigen des eigenen Hausstandes gestattet. Gastronomiebetriebe, sowie Dienstleistungsbetriebe im Bereich der Körperpflege wie z.B. Friseure oder Massagepraxen werden geschlossen. Andere Einzelhandel Verkaufsstellen, sowie Kinderspielplätze sind geschlossen. Schulen und Kitas sind, bis auf ein Notprogramm für Kinder von Eltern in systemrelevanten Arbeitsbereichen, geschlossen. Medizinisch notwendige Behandlungen sind weiterhin möglich (Presse- und Informationsamt der Bundesregierung 2020).

Die Umsetzung und Effektivität solcher Maßnahmen werden von *Blom et. al* untersucht. Die Studie startete am 20.03.2020, wird täglich erhoben und erlaubt es, die sozialen- / wirtschaftlichen Aspekte, als auch den Einfluss von politischen Maßnahmen zur Eindämmung der Pandemie zu untersuchen. Hierzu nehmen im Durchschnitt täglich 500 Befragte teil.

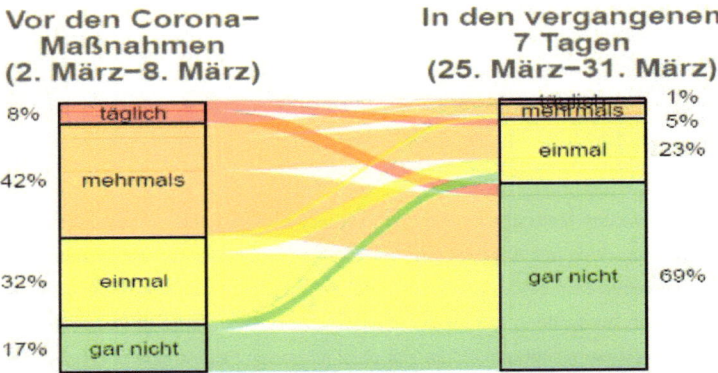

*Abbildung 7 Häufigkeit von Treffen mit Freunden, Verwandten, oder privat mit Arbeitskollegen pro Woche (Blom A. et al. 2020)*

Abbildung 7 zeigt die Veränderung der Häufigkeit von sozialen Kontakten. Während vom 02.03.20 bis 08.03.20 noch 32 % einmal, bzw. 42 % mehrmals Kontakt mit Freunden, Arbeitskollegen im privaten Umfeld etc. hatten, verringerte sich die Anzahl auf 23 % für einmaligen Kontakt, bzw. auf 5 % für mehrmaligen Kontakt. Besonders die Anzahl der Teilnehmer, welche keinen Kontakt hatten veränderte sich von 17 % auf 69 %, ein Plus von 52 % (Blom A. et al. 2020)

## 4  Lehren aus SARS-CoV-2 für zukünftige Pandemien

### 4.1  Medizin

Um zukünftige, durch Coronaviren ausgelöste, Pandemien zu verhindern, gibt es von *Daszak et. al* diverse strategische Ansatzpunkte. Bei einer Untersuchung über 10 Jahre, wurden Proben von 10.000 Fledermäusen und ca. 2000 weiteren Säugetieren, aus der Region Südchina, untersucht. Dabei wurden 52 neue SARS-Coronaviren entdeckt, welche sich an menschliche Zellen binden können und im Tierversuch nicht mit Impfungen verhindert werden, oder mit für SARS hergestellten Medikamenten, pharmazeutisch behandelt werden konnten. Zudem konnte gezeigt werden, dass Menschen im ländlichen China mit häufigen Wildtier Kontakten, zwischen der SARS-CoV und der jetzigen

Pandemie, bereits SARS-Coronaviren ausgesetzt waren, welche womöglich das gleiche Virus wie COVID-19 waren. Demnach werden den Coronaviren, welchen Wildtieren entstammen, eine klare und präsente Gefahr zugesprochen.

Es wird geschätzt, dass tausende Coronaviren in Fledermäusen in Südost Asien vorhanden sind, von denen viele das Potential haben, eine Pandemie auszulösen. Daher wird darauf gedrängt, dass Wissenschaftler aus den betroffenen Ländern daran arbeiten, diese Viren ausfindig zu machen, sodass diese katalogisiert werden. Dadurch soll eine schnelle Pathogen Identifizierung ermöglicht werden. Impfungen und Therapien könnten dann gegen diese Viren getestet werden (Daszak et al. 2020).

Zudem besteht das Risiko in Südchina, dass Coronaviren von Fledermäusen öfter auf Menschen übergreifen können (Li et al. 2019). Es wird geraten, dass Überwachungsprogramme von lokalen Gesundheitsbehörden erstellt werden, um Gemeinschaften von Menschen zu identifizieren, welche Kontakt mit einer Vielzahl von verschiedenen Wildtieren im Alltag und aufgrund der Lebensumstände haben. Bei dieser Population besteht die Gefahr eines Überlaufes einer hohen Vielfalt an neuen Coronaviren. Zur Erstellung einer Kosten-effektiven Methode, um den Überlauf von neuen Coronaviren auf den Menschen zu identifizieren, können Menschen mit einem hohen Kontakt mit Wildtieren im Alltag und Patienten mit akuten respiratorischen Infektionen oder Influenza-ähnlichen Erkrankungssymptomen von unbekannter Herkunft, in die Beobachtung aufgenommen werden. Diese Anstrengungen sollen es ermöglichen, virale genetische Sequenzen zu charakterisieren und zu identifizieren, sowie durch Interviews die Identifikation von Risikofaktoren im menschlichen Verhalten und der Umwelt zu erfahren. Dadurch soll es ermöglicht werden, evidenzbasierte Strategien zur Risikovermeidung zu entwickeln und in den Gemeinschaften, in denen virale Überlaufe vorkommen, zu implementieren (Daszak et al. 2020).

## 4.2 Verbreitungsweg

Um die Ausbreitung zukünftiger Pandemien zu minimieren, müssen Fehler, die bei COVID-19 aufgetreten sind, vermieden werden. Dazu zählen *Sohrabi et. al* den Mangel an Transparenz durch die chinesische Regierung. Die Einschüchterung von klinischem Personal, welches COVID-19 erstmals entdeckte, führte dazu, dass eine Verzögerung in der Veröffentlichung von Informationen über COVID-19 Fälle entstand. Um diesen Fehler zu beheben, wird vorgeschlagen, klare Whistleblowing Richtlinien für globale Gesundheitsnotfälle einzuführen. Des Weiteren wurden Reiseeinschränkungen zu spät umgesetzt. Der Flugverkehr wurde über einen Monat nach dem erstmaligen Auftreten des Ausbruchs von COVID-19, mit nur minimalen Screenings an internationalen Grenzen fortgeführt. So war es möglich, dass Menschen aus Hochrisikogebieten sich in internationalen Flughäfen frei bewegen konnten. Es sollten Vorsichtsmaßnahmen, wie das Screening von Bürgern aus Hochrisikogebieten, früher eingeführt werden. Verspätete Quarantänemaßnahmen stellen ein weiteres Problem dar. Die Quarantänemaßnahmen begannen in Wuhan am 23.01.2020, fast einen Monat nach dem ersten Bericht eines COVID-19 Falles am 31.12.2019. Dies führte dazu, dass durch potentiell Infizierte Personen mit COVID-19, das Virus national und international verbreitet werden konnte. Quarantänemaßnahmen sollten demnach in Hochrisikogebieten, sobald eine mögliche Bedrohung der Gesundheit der Bevölkerung bestehen könnte, umgesetzt werden. Der Mangel an verifizierten Informationen führte dazu, dass in der Bevölkerung Gerüchte, Spekulationen und Fehlinformationen verbreitet wurden. Dadurch können Rassismus, fehlerhafte Vorsichtsmaßnahmen und Angst entstehen. Transparenz und öffentlicher Zugang zu allen Informationen ist demnach essentiell, um Fehlinformationen vorzubeugen. Die Erklärung einer internationalen Gesundheitsnotlage der WHO erfolgte am 30.01.2020, einen Monat nach dem ursprünglichen Ausbruch. Das Ausmaß des Ausbruchs von COVID-19 wurde nicht ausreichend genug verbreitet und anerkannt. Das konnte dazu führen, dass Eindämmungsmaßnahem verzögert wurden. Es muss ein System für sich schnell verbreitende Krankheiten geschaffen werden, dass es erlaubt, einen Bedrohungsstatus früher zu kennzeichnen und zu kommunizieren. Zudem sollte vermehrt investiert werden, um effektive Behandlungen zu erforschen und dauerhafte Methoden zu implementieren, um Ausbrüche von übertragbaren Krankheiten zu verhindern (Sohrabi et al. 2020).

## 4.3 Wirtschaft

Die Pandemie, ausgelöst durch COVID-19, wird weitreichende finanzielle und wirtschaftliche Krisen mit sich bringen. Die Auswirkungen wird die nationalen Regierungen vor große Herausforderungen stellen (Lucchese und Pianta 2020). Ein Vergleich mit anderen globalen Krisen, wie der Finanzkrise von 2008, sind nicht möglich. Mehrere Gründe sprechen dafür, warum Vergleiche mit vorherigen Krisen nicht möglich sind: Es handelt sich um eine globale Pandemie, der Fokus liegt nicht auf Ländern mit niedrigen oder mittleren Einkommen, die Zinssätze sind auf einem historischen Niedrigstand, die aktuelle Krise führt zu Übertragungseffekten auf die globalen Versorgungsketten und es liegt eine simultane Zerstörung von Angebot und Nachfrage vor (Fernandes 2020).

Für die Konjunktur sind Maßnahmen, zur Eindämmung der Pandemie, oder welche von Verhaltensänderungen von Konsumenten ausgehen, von großer Bedeutung. Diese können die wirtschaftliche Aktivität unmittelbar dort, wo viele Menschen auf engen Raum zusammentreffen, wie bei Messen oder Großveranstaltungen, durch Absagen beeinträchtigen. Dazu können Quarantänemaßnahmen die Warenproduktion behindern und die Produktionsabläufe empfindlich stören. In der ganzen Welt lassen sich die Auswirkungen von Chinas Restriktionen spüren, da China als Bestandteil der internationalen Wertschöpfungsketten und als Absatzmarkt stark an Bedeutung gewonnen hat. Chinas Anteil an der Weltproduktion erhöhte sich von 4 % im Jahr 2003 auf ca. 16 % im Jahr 2019, der Anteil Chinas am Welthandel stieg von 5 % auf 12,4 %. Der Rückgang von Investitionen und Konsum im ersten Quartal in China von ca. 4 %, führt zu einem Rückgang der Wachstumsrate des Brutto Inlandsproduktes gegenüber dem Vorjahr von 6 % auf 3,5 %. Sofern die Produktion im Laufe des zweiten Quartals wieder dem Normalniveau annähert, wird eine Verminderung der Zuwachsrate des BIP von 1,3 % projiziert. Durch Modellrechnungen kann angenommen werden, dass die in China verringerte Produktion zu einem weltweiten Rückgang der Produktion von 0,3 % führt. Für Deutschland wird ein Rückgang von 0,2 % projiziert (Klaus-Jürgen Gern und Philipp Hauber 2020).

In dieser unklaren Wirtschaftslage ist es zurzeit unmöglich, klare Vorhersagen zu treffen, weshalb auch andere Modellrechnungen zu anderen Ergebnissen kommen. Ausgehend von Modellrechnungen von *Fernandes* werden verschiedene Szenarien für die Weltwirtschaft gezeichnet. Szenario 1 geht davon, aus dass der Shutdown 1,5 Monate beträgt. Es scheint möglich, dass die Maßnahmen länger als 1,5 Monate in Kraft bleiben werden. Die Regierungen in westlichen Ländern, werden extrem vorsichtig sein, die eingeführten Restriktionen und Verbote zu früh zu lockern, bzw. aufzulösen. Es ist wahrscheinlich, dass Länder wie Italien, die Schweiz oder Spanien aus Angst vor Neuinfektionen, ihre Grenzen geschlossen halten.

| Economic impact | |
|---|---|
| Brazil | -3.0% |
| Canada | -2.9% |
| China | -3.2% |
| France | -3.2% |
| Germany | -3.6% |
| Greece | -4.6% |
| Italy | -3.7% |
| Japan | -2.7% |
| Portugal | -4.5% |
| Spain | -3.9% |
| United Kingdom | -3.4% |
| United States | -2.9% |

Abbildung 8 bildet das Szenario eines 1,5 Monat anhaltenden Shutdowns ab. Länder wie Italien, Griechenland, Portugal oder Spanien sind, aufgrund der Touristenbrache, besonders betroffen. Die ökonomischen Auswirkungen spiegeln sich in der Minderung des BIP der jeweiligen Länder wider.

*Abbildung 8 Ökonomische Auswirkungen auf das BIP 1,5 Monate Modell (Fernandes 2020, S. 21)*

Ausgehend von einem Szenario, in dem der Shutdown drei Monate anhalten wird, wird angenommen, dass das BIP weitere negative Wachstumsraten verzeichnen wird. Sollten die Maßnahmen bis Ende Juni 2020 in Kraft bleiben, sind Länder wie Frankreich, Deutschland, Italien oder Portugal besonders stark betroffen (Abbildung 9). Im Durchschnitt wird jeder weitere Monat der Krise 2 bis 2,5 % des globalen BIP kosten.

| Growth in GDP | |
| --- | --- |
| Brazil | -4.0% |
| Canada | -4.3% |
| China | -0.6% |
| France | -5.2% |
| Germany | -5.9% |
| Greece | -6.5% |
| Italy | -6.8% |
| Japan | -5.2% |
| Portugal | -6.9% |
| Spain | -5.8% |
| United Kingdom | -5.4% |
| United States | -3.8% |

*Abbildung 9 Angenommenes Wirtschaftswachstum bei einem Shutdown von 3 Monaten (Fernandes 2020, S. 23)*

Eine globale Rezession erscheint unumgänglich. Wie lange der wirtschaftliche Schaden andauern wird, ist abhängig vom Erfolg der Maßnahmen der Verhinderung der Verbreitung von COVID-19 und der Effekte der Regierungsmaßnahmen gegen Liquiditätsproblemen von kleinen und mittelständischen Maßnahmen. Die Lieferketten sind zudem besonders zu betrachten (Fernandes 2020).

# 5 Schlussfolgerung / Fazit

In der Erstellung dieser Arbeit hat sich herausgestellt, dass die Welt auf ein Problem gestoßen ist, welches nur global zu bekämpfen ist. Das Virus kennt keine Grenzen und keinen Unterschied zwischen arm und reich. Regierungsmaßnahmen müssen überlegt und taktisch klug eingesetzt werden.

Um nachfolgende Pandemien zu verhindern, ist es von besonderer Bedeutung die Forschung nach neuen Coronaviren zu fördern und eine Impfung zu erforschen. Besonders das Zusammenrücken von Menschheit und Wildtieren muss beobachtet werden. Zudem ist Transparenz von oberster Priorität. Weltweit muss möglichst schnell kommuniziert werden, welcher Auslöser hinter einer Erkrankung vermutet wird, die Einleitung von Quarantänemaßnahmen und Kontrollen, bzw. Screenings an Flughäfen und internationalen Grenzen sollte so schnell wie möglich eingeführt werden. Die Globalisierung und die weltweit vernetzten Lieferketten können im Falle einer weltweiten Pandemie zu einem Nachteil werden. Besonders medizinische Schutzausrüstung sollte national produziert werden.

Die Literaturrecherche war aufgrund der Aktualität und der sich fast täglich wechselnden Datenlage, aufgrund von neuen Erkenntnissen über die neue Erkrankung, erschwert.

Letztlich bleibt zu hoffen, dass die Menschheit aus dieser Krise gestärkt hervorgeht, Maßnahmen, welche sich in der Bekämpfung der derzeitigen Situation als hilfreich oder besonders sinnvoll gezeigt haben, global implementiert werden, um eine weitere Krise dieser Art frühzeitig zu erkennen und handlungsfähig sein zu können.

# 6 Literaturverzeichnis

Adnan Shereen, Muhammad; Khan, Suliman; Kazmi, Abeer; Bashir, Nadia; Siddique, Rabeea (2020): COVID-19 infection: origin, transmission, and characteristics of human coronaviruses. In: *Journal of Advanced Research*. DOI: 10.1016/j.jare.2020.03.005.

Assiri, Abdullah; McGeer, Allison; Perl, Trish M.; Price, Connie S.; Al Rabeeah, Abdullah A.; Cummings, Derek A.T. et al. (2013): Hospital Outbreak of Middle East Respiratory Syndrome Coronavirus. In: *The New England journal of medicine* 369 (5), S. 407–416. DOI: 10.1056/NEJMoa1306742.

Backer, Jantien A.; Klinkenberg, Don; Wallinga, Jacco (2020): Incubation period of 2019 novel coronavirus (2019-nCoV) infections among travellers from Wuhan, China, 20-28 January 2020. In: *Euro surveillance : bulletin Europeen sur les maladies transmissibles = European communicable disease bulletin* 25 (5). DOI: 10.2807/1560-7917.ES.2020.25.5.2000062.

Blom A.; Wenz, A.; Rettig, T.; Reifenscheid, M.; Naumann, E.; Möhring, K. et al. (2020): Die Mannheimer Corona-Studie: Das Leben in Deutschland im Ausnahmezustand. Bericht zur Lage vom 20. März bis 31. März 2020. Online verfügbar unter https://www.uni-mannheim.de/media/Lehrstuehle/sowi/Blom/GIP/01-04-2020_Mannheimer_Corona-Studie_-_Bericht_zur_Lage_in_den_Tagen_20_Mrz-31_Mrz_2020.pdf, zuletzt geprüft am 04.04.2020.

Booth, Christopher M.; Matukas, Larissa M.; Tomlinson, George A.; Rachlis, Anita R.; Rose, David B.; Dwosh, Hy A. et al. (2003): Clinical features and short-term outcomes of 144 patients with SARS in the greater Toronto area. In: *JAMA* 289 (21), S. 2801–2809. DOI: 10.1001/jama.289.21.JOC30885.

Bundesministerium der Justiz für Verbraucherschutz (28.03.2020): § 30 IfSG - Einzelnorm. Online verfügbar unter https://www.gesetze-im-internet.de/ifsg/__30.html, zuletzt geprüft am 29.03.2020.

D. Thomas-Rüddel; J. Winning; P. Dickmann; D. Ouart; A. Kortgen; U. Janssens; M. Bauer (2020): Coronavirus disease 2019 (COVID-19): update for anesthesiologists and intensivists March 2020. In: *Anaesthesist*, S. 1–10. DOI: 10.1007/s00101-020-00760-3.

Daszak, Peter; Olival, Kevin J.; Li, Hongying (2020): A strategy to prevent future epidemics similar to the 2019-nCoV outbreak. In: *Biosafety and Health*. DOI: 10.1016/j.bsheal.2020.01.003.

Doerfler, Walter (2002): Viren. 1. Aufl. Frankfurt am Main: Fischer S. Verlag GmbH (Fischer Kompakt).

Drosten, Christian; Gunther, Stephan; Preiser, Wolfgang; van der Werf, Sylvie; Brodt, Hans-Reinhard; Becker, Stephan et al. (2003): Identification of a novel coronavirus in patients with severe acute respiratory syndrome. In: *The New England journal of medicine* 348 (20), S. 1967–1976. DOI: 10.1056/NEJMoa030747.

ECDC (2015): Todesopfer und Fallzahl des MERS-Virus nach Ländern weltweit bis 2015 | Statista. Online verfügbar unter https://de.statista.com/statistik/daten/studie/431984/umfrage/todesopfer-und-fallzahl-des-mers-virus-nach-laendern-weltweit/, zuletzt aktualisiert am 26.03.2020, zuletzt geprüft am 26.03.2020.

Fernandes, Nuno (2020): Economic Effects of Coronavirus Outbreak (COVID-19) on the World Economy.

Flatten the curve (2020). Online verfügbar unter https://www.flattenthecurve.com/de/, zuletzt aktualisiert am 27.03.2020, zuletzt geprüft am 29.03.2020.

Gerabek, Werner E.; Haage, Bernhard D.; Keil, Gundolf; Wegner, Wolfgang (Hg.) (2005): Enzyklopädie Medizingeschichte. Berlin: de Gruyter.

Hongzhou Lu; Charles W. Stratton; Yi‐Wei Tang (2020): Outbreak of pneumonia of unknown etiology in Wuhan, China: The mystery and the miracle. In: *Journal of Medical Virology* 92 (4), S. 401–402. DOI: 10.1002/jmv.25678.

Infektionskrankheiten | Medizin-Lexikon (2020). Online verfügbar unter https://www.lecturio.de/lexikon/infektionskrankheiten, zuletzt aktualisiert am 05.04.2020, zuletzt geprüft am 05.04.2020.

Johns Hopkins University & Medicine (2020): Johns Hopkins Coronavirus Resource Center. Online verfügbar unter https://coronavirus.jhu.edu/map.html, zuletzt aktualisiert am 06.04.2020, zuletzt geprüft am 06.04.2020.

Kiehl, Wolfgang (Hg.) (2015): Infektionsschutz und Infektionsepidemiologie. Fachwörter - Definitionen - Interpretationen. Berlin: RKI. Online verfügbar unter https://www.rki.de/DE/Content/InfAZ/N/Neuartiges_Coronavirus/Ergaenzung_Pandemieplan_Covid.pdf?__blob=publicationFile, zuletzt geprüft am 24.03.2020.

Klaus-Jürgen Gern; Philipp Hauber (2020): Coronavirus hält Weltkonjunktur in Atem. In: *Wirtschaftsdienst* 100 (3), S. 223–224. DOI: 10.1007/s10273-020-2607-5.

Lai, Chih-Cheng; Shih, Tzu-Ping; Ko, Wen-Chien; Tang, Hung-Jen; Hsueh, Po-Ren (2020): Severe acute respiratory syndrome coronavirus 2 (SARS-CoV-2) and coronavirus disease-2019 (COVID-19): The epidemic and the challenges. In: *International Journal of Antimicrobial Agents* 55 (3), S. 105924. DOI: 10.1016/j.ijantimicag.2020.105924.

Leung, Wai K.; To, Ka-fai; Chan, Paul K.S; Chan, Henry L.Y; Wu, Alan K.L; Lee, Nelson et al. (2003): Enteric involvement of severe acute respiratory syndrome-associated coronavirus infection1 1The authors thank Man-yee Yung, Sara Fung, Dr. Bonnie Kwan, and Dr. Thomas Li for their help in retrieving patient information. In: *Gastroenterology* 125 (4), S. 1011–1017. DOI: 10.1016/j.gastro.2003.08.001.

Lewnard, Joseph A.; Lo, Nathan C. (2020): Scientific and ethical basis for social-distancing interventions against COVID-19. In: *The Lancet Infectious Diseases*. DOI: 10.1016/S1473-3099(20)30190-0.

Li, Hongying; Mendelsohn, Emma; Zong, Chen; Zhang, Wei; Hagan, Emily; Wang, Ning et al. (2019): Human-animal interactions and bat coronavirus spillover potential among rural residents in Southern China. In: *Biosafety and Health* 1 (2), S. 84–90. DOI: 10.1016/j.bsheal.2019.10.004.

Lucchese, M.; Pianta, M. (2020): The Coming Coronavirus Crisis: What Can We Learn? In: *Intereconomics* 55 (2), S. 98–104. DOI: 10.1007/s10272-020-0878-0.

Mandavilli, Apoorva (2003): SARS epidemic unmasks age-old quarantine conundrum. In: *Nature medicine* 9 (5), S. 487. DOI: 10.1038/nm0503-487.

Presse- und Informationsamt der Bundesregierung (2020): Regelungen und Einschränkungen im Zusammenhang mit Covid-19. Online verfügbar unter https://www.bundesregierung.de/breg-de/themen/coronavirus/corona-massnahmen-1734724, zuletzt aktualisiert am 30.03.2020, zuletzt geprüft am 30.03.2020.

Reluga, Timothy C. (2010): Game Theory of Social Distancing in Response to an Epidemic. In: *PLoS Computational Biology* 6 (5). DOI: 10.1371/journal.pcbi.1000793.

Robert Koch-Institut (RKI) (2020): Ergänzung zum Nationalen Pandemieplan – COVID-19 – neuartige Coronaviruserkrankung. Online verfügbar unter https://www.rki.de/DE/Content/InfAZ/N/Neuartiges_Coronavirus/Ergaenzung_Pandemieplan_Covid.pdf?__blob=publicationFile, zuletzt geprüft am 24.03.2020.

Schmitt, H.-J.; Hauer, Th.; Daschner, F.; Hufnagel, M.; Scholz, H.; Jüngst, B. et al. (2001): Infektionskrankheiten. In: Michael J. Lentze, Jürgen Schaub, Franz J. Schulte und Jürgen Spranger (Hg.): Pädiatrie. Grundlagen und Praxis. Berlin, Heidelberg: Springer Berlin Heidelberg, S. 634–775. Online verfügbar unter https://doi.org/10.1007/978-3-662-12660-8_14.

Sohrabi, Catrin; Alsafi, Zaid; O'Neill, Niamh; Khan, Mehdi; Kerwan, Ahmed; Al-Jabir, Ahmed et al. (2020): World Health Organization declares global emergency: A review of the 2019 novel coronavirus (COVID-19). In: *International journal of surgery (London, England)* 76, S. 71–76. DOI: 10.1016/j.ijsu.2020.02.034.

Stöcker, W. (2018): Middle East Respiratory Syndrome-Coronaviren (MERS-CoV). In: Axel M. Gressner und Torsten Arndt (Hg.): LEXIKON DER MEDIZINISCHEN LABORA-TORIUMSDIAGNOSTIK. Includes digital. [Place of publication not identified]: SPRINGER, S. 1648–1649. Online verfügbar unter https://doi.org/10.1007/978-3-662-48986-4_3654.

Sun, Zhong; Thilakavathy, Karuppiah; Kumar, S. Suresh; He, Guozhong; Liu, Shi V. (2020): Potential Factors Influencing Repeated SARS Outbreaks in China. In: *International Journal of Environmental Research and Public Health* 17 (5). DOI: 10.3390/ijerph17051633.

van Doremalen, Neeltje; Bushmaker, Trenton; Morris, Dylan H.; Holbrook, Myndi G.; Gamble, Amandine; Williamson, Brandi N. et al. (2020): Aerosol and Surface Stability of SARS-CoV-2 as Compared with SARS-CoV-1. In: *The New England journal of medicine*. DOI: 10.1056/NEJMc2004973.

Wang, Wenling; Xu, Yanli; Gao, Ruqin; Lu, Roujian; Han, Kai; Wu, Guizhen; Tan, Wenjie (2020): Detection of SARS-CoV-2 in Different Types of Clinical Specimens. In: *JAMA*. DOI: 10.1001/jama.2020.3786.

WHO (2003a): Acute respiratory syndrome in Hong Kong Special Administrative Region of China/ Viet Nam. World Health Organization. Online verfügbar unter https://www.who.int/csr/don/2003_03_12/en/, zuletzt aktualisiert am 26.03.2020, zuletzt geprüft am 26.03.2020.

WHO (2003b): Summary of probable SARS cases with onset of illness from 1 November 2002 to 31 July 2003. World Health Organization. Online verfügbar unter https://apps.who.int/iris/bitstream/handle/10665/207501/9290612134_eng.pdf, zuletzt aktualisiert am 26.03.2020, zuletzt geprüft am 26.03.2020.

WHO (2014): Update on MERS-CoV transmission from animals to humans, and interim recommendations for at-risk groups. Online verfügbar unter https://www.who.int/csr/disease/coronavirus_infec-tions/MERS_CoV_RA_20140613.pdf?ua=1, zuletzt geprüft am 26.03.2020.

World Health Organization (2006): SARS. How a global epidemic was stopped. Geneva: World Health Organization. Online verfügbar unter http://gbv.eblib.com/patron/FullRecord.aspx?p=284705.

Wu, Joseph T.; Leung, Kathy; Leung, Gabriel M. (2020): Nowcasting and forecasting the potential domestic and international spread of the 2019-nCoV outbreak originating in Wuhan, China: a modelling study. In: *The Lancet* 395 (10225), S. 689–697. DOI: 10.1016/S0140-6736(20)30260-9.

Wu, Zunyou; McGoogan, Jennifer M. (2020): Characteristics of and Important Lessons From the Coronavirus Disease 2019 (COVID-19) Outbreak in China: Summary of a Report of 72 314 Cases From the Chinese Center for Disease Control and Prevention. In: *JAMA*. DOI: 10.1001/jama.2020.2648.

Xing-Yi Ge; Jia-Lu Li; Xing-Lou Yang; Aleksei A. Chmura; Guangjian Zhu; Jonathan H. Epstein et al. (2013): Isolation and characterization of a bat SARS-like coronavirus that uses the ACE2 receptor. In: *Nature* 503 (7477), S. 535–538. DOI: 10.1038/nature12711.

Yan Bai; Lingsheng Yao; Tao Wei; Fei Tian; Dong-Yan Jin; Lijuan Chen; Meiyun Wang (2020): Presumed Asymptomatic Carrier Transmission of COVID-19. In: *JAMA*. DOI: 10.1001/jama.2020.2565.

Zhou, Fei; Yu, Ting; Du, Ronghui; Fan, Guohui; Liu, Ying; Liu, Zhibo et al. (2020): Clinical course and risk factors for mortality of adult inpatients with COVID-19 in Wuhan, China: a retrospective cohort study. In: *The Lancet* 395 (10229), S. 1054–1062. DOI: 10.1016/S0140-6736(20)30566-3.

Zumla, Alimuddin; Hui, David S.; Perlman, Stanley (2015): Middle East Respiratory Syndrome. In: *Lancet (London, England)* 386 (9997), S. 995–1007. DOI: 10.1016/S0140-6736(15)60454-8.

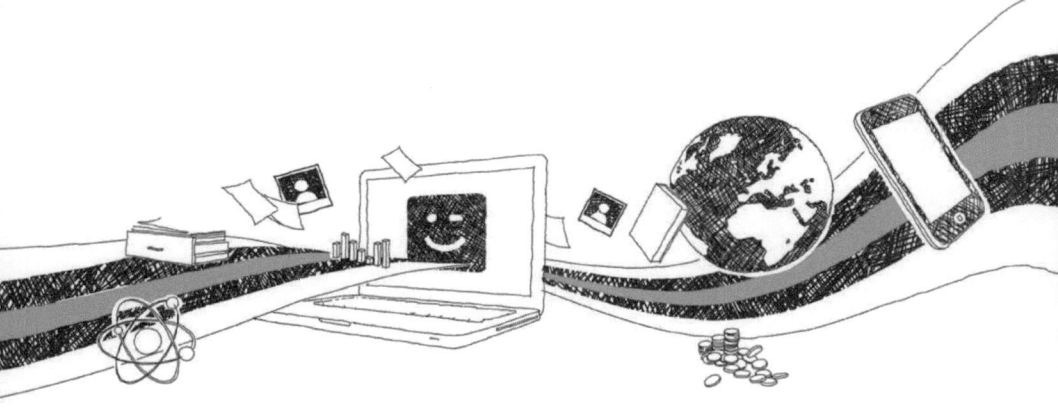
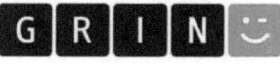